ÉTUDE

SUR

LES FERRUGINEUX

EN PARTICULIER SUR

LE PROTOXALATE DE FER

ÉTUDE

SUR

LES FERRUGINEUX

EN PARTICULIER SUR

LE PROTOXALATE DE FER

PAR LE

Dʳ Ch. GIRARD

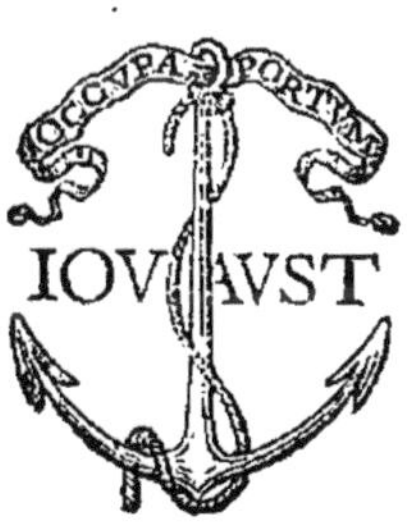 

PARIS

A. DELAHAYE, LIBRAIRE-ÉDITEUR

PLACE DE L'ÉCOLE-DE MÉDECINE

—

1874

PRÉFACE.

Le nouveau ferrugineux sur lequel nous appelons aujourd'hui l'attention de nos confrères, et qui a reçu de l'Académie un bienveillant accueil, n'est point passé immédiatement du laboratoire dans la pratique médicale.

Ses remarquables propriétés chimiques pouvaient sans doute faire espérer qu'on trouverait dans son usage des ressources nouvelles pour l'art de guérir; mais, persuadé que, même dans les médicaments dont le mode d'action est le mieux connu, une étude préalable est toujours nécessaire, nous avons durant plusieurs années poursuivi celle des propriétés thérapeutiques du protoxalate de fer.

Grâce à des efforts persévérants, nous avons réussi à mettre en lumière certaines propriétés spéciales à ce sel de fer.

Fort de nos observations, recueillies dans une pratique médicale déjà longue, nous n'avons pas craint de porter la question devant des juges dont personne ne méconnaîtra la compétence, et nous avons alors demandé à la clinique des hôpitaux la confirmation de nos recherches.

Enfin l'Académie de médecine, saisie de notre travail, en remit l'examen à une Commission tirée de son sein, qui, après expérimentation, donna à notre étude la consécration la plus flatteuse que nous ayons pu ambitionner.

ACADÉMIE DE MÉDECINE.

(Séance du 12 novembre 1872.)

M. Caventou, au nom de la Commission des remèdes secrets et nouveaux, donne lecture du rapport suivant :

« Le docteur Girard, qui habite Paris, a présenté, pour être soumis au jugement de l'Académie, de *nombreux documents* sur une préparation ferrugineuse, l'oxalate de protoxyde de fer, *dont l'application médicale n'avait pas encore été tentée jusqu'à présent.*

« D'après l'auteur, tout en jouissant des propriétés toniques bien connues des sels de fer, l'oxalate ferreux ne produit pas de constipation, et ce qui le prouve, c'est que dans certaines conditions il peut même provoquer des effets purgatifs.

« Ce fait méritait d'être confirmé. Un sel de fer, en effet, exempt du grave inconvénient de provoquer la constipation, généralement si rebelle dans le traitement par les ferrugineux, pouvait offrir d'utiles avantages dans la pratique médicale.

« Dans ce but, la Commission pria successivement deux de nos savants confrères, le docteur Vigla, enlevé si prématurément, et le docteur Hérard, de vouloir bien étudier l'action thérapeutique de l'oxalate de fer. Pendant près de deux ans ce sel a été expérimenté par nos collègues dans la plupart des cas où les préparations ferrugineuses sont indiquées, telles que la chlorose et les diverses espèces d'anémie.

« M. Hérard a constaté que « cette prépara-
« tion, presque insipide, est facilement acceptée
« par les malades et très-bien supportée par
« l'estomac, et qu'aux doses de 10 à 20 centi-
« grammes par jour, elle relève les forces et
« guérit la chloro-anémie, comme le font les
« bonnes préparations ferrugineuses ; que ce
« qui distingue particulièrement ce *nouveau sel*
« *de fer* et lui donne des droits à entrer dans la
« thérapeutique, *c'est qu'il ne constipe pas.* On peut
« même, en portant la dose à 30, 40 ou 50 cen-
« tigrammes, combattre efficacement la consti-

« pation et obtenir des garde-robes plus ou
« moins nombreuses. »

« En présence de résultats aussi intéressants,
et en raison des *propriétés spéciales et nouvelles* qui
viennent d'être signalées, la Commission a pensé
que l'oxalate ferreux rentrait dans la catégorie
des *remèdes nouveaux*, et que ce sel pouvait être
appelé à rendre d'utiles services dans l'application médicale. En conséquence, elle vous propose de répondre à M. le ministre qu'il y a lieu
d'accorder à la préparation désignée sous le
nom d'*oxalate de fer* le bénéfice du décret du
3 mai 1850. » (*Bull. Acad. de médecine*, 2ᵉ série,
t. I, 1872, pp. 1109 et suiv.)

ÉTUDE

SUR LES FERRUGINEUX

EN PARTICULIER

SUR LE PROTOXALATE DE FER

La grande variété de préparations martiales proposées depuis quelques années trouve sa raison d'être dans l'importance considérable prise par le fer comme agent thérapeutique.

Depuis que les travaux de Berzélius, de Lecanu, de Mulder, etc., ont défini la composition de l'hématosine, et montré que le fer y entre comme élément constituant; depuis que, sous l'influence de ce précieux agent, on a pu suivre dans le sang la multiplication des globules, le fer est apparu aux praticiens non plus seulement comme une substance médicamenteuse ordinaire qui est éliminée de l'économie après avoir agi, mais aussi comme un produit de l'organisme vivant, dont il devient partie intégrante au même titre que la matière azotée des aliments après son assimilation et sa transformation en tissus.

De même que le phosphate de chaux, dont M. Dusart a récemment fait connaître les curieuses propriétés, le fer est un médicament physiologique et, dans un sens plus défini, *un aliment nécessaire.*

Envisagé sous ce double aspect, une préparation médicinale doit pouvoir, pour être complète, satisfaire à la fois aux indications générales qu'on exige d'un tonique astringent par son action sur les muqueuses et, de plus, présenter cette stabilité relative qui lui permette de se maintenir en dissolution dans le liquide sanguin, en conservant sa solubilité jusqu'au moment de l'assimilation.

L'étude clinique comparée des préparations ferrugineuses nous a montré que le protoxalate de fer, que nous avons introduit dans la thérapeutique, remplit d'une façon remarquable ces deux indications : car il est assez stable pour porter son action tonique dans l'intimité des tissus, et, en même temps, son acide végétal est assez combustible pour abandonner l'oxyde ferreux au moment de l'assimilation.

Nous avons pu nous convaincre, dans le cours de ces recherches, combien diffèrent entre elles les préparations ordinaires, non-seulement par leur activité relative, mais encore par leur mode d'action, et aussi combien il est important pour le médecin de faire un choix raisonné dans leur application.

Quelque défectueuse que doive être une classification quand il s'agit des ferrugineux, il est certains groupements qui s'imposent d'eux-mêmes, groupements qui sont fondés autant sur des rapprochements de propriétés chimiques que sur des analogies d'action thérapeutique.

C'est ainsi que nous réunirons les oxydes de fer rouge et noir, hydratés ou non, le sous-carbonate de fer précipité, la limaille et le fer réduit, qui, en raison de leur insolubilité, doivent subir l'élaboration préalable du suc gastrique, travail chimique subordonné au fonctionnement plus ou moins régulier de l'estomac. Nous devons cependant faire une réserve pour le fer dialysé récemment introduit en thérapeutique.

Il résulte des expériences de Quevenne sur des animaux munis de fistule gastrique que cette transformation, très-lente à s'opérer, n'est jamais complète, de sorte qu'une certaine quantité de produit passe dans l'intestin en la forme sous laquelle il a été ingéré. Il ne s'ensuit pas cependant que cette partie échappée à la digestion soit perdue comme effet thérapeutique : elle exerce au contraire une action tonique sur la muqueuse, action moins intense certainement que ne ferait un sel soluble, mais toutefois encore très-appréciable dans son efficacité.

Dans un second groupe nous placerons les ferrugineux alcalins, dans lesquels le fer se trouve dissimulé à plusieurs de ses réactifs ordinaires : le citrate de fer ammoniacal, le tartrate double de potasse et de fer, que le Dr Mialhe a recommandé vivement à l'attention des médecins, et enfin le phosphate de fer soluble, introduit dans la thérapeutique par le Dr Leras. Toutes ces substances, ingérées avant le repas, et incapables de déterminer la sécrétion du suc gastrique, apportent le fer dans l'économie avec les sels alcalins comme véhicules et incapables de modifier la réaction propre au liquide sanguin. La saveur styptique propre aux sels de fer y est en partie sinon totalement dissimulée; aussi ne doit-on pas s'attendre à leur voir produire une action astringente sur la muqueuse stomacale.

Mais, pour n'offrir point cette dernière propriété, ils n'en ont pas moins un puissant intérêt, et nous pensons avec le Dr Mialhe qu'ils méritent d'attirer particulièrement l'attention des praticiens. La forme préconisée par le Dr Leras nous paraît mériter une attention spéciale. On sait que lorsqu'on précipite un sel de fer par du phosphate de soude ordinaire, le phosphate de fer, produit de cette réaction, est insoluble dans l'eau et difficilement attaquable par les acides, propriétés négatives qui en ont empêché l'usage médicinal. Si, au lieu d'employer le phosphate de soude ordinaire, on a soin de le chauffer préalablement, on lui fait perdre une molécule d'eau de plus que celle de cristallisation, et alors on obtient avec ce corps ainsi modifié et les sels de fer un phosphate de fer soluble dans le phosphate de soude employé, en donnant une solution transparente comme de l'eau, presque sans saveur.

Versé dans l'estomac avant les repas, il est absorbé et arrive dans le sang sans en modifier la réaction. C'est donc sous forme soluble et en combinaison alcaline qu'il se trouve mêlé aux matières protéiques, tout préparé pour l'assimilation. Ajoutons que, selon toute probabilité, c'est sous forme de phosphate qu'existe le fer dans les globules du sang.

Dans le groupe suivant nous placerons toutes les combinaisons du fer avec les acides minéraux. Les acides sulfurique, chlorhydrique, phosphorique, et avec l'iode.

L'iodure de fer, qui a eu pendant quelques années une grande vogue, renferme en iode les cinq sixièmes de son poids : c'est donc une préparation iodée plutôt que ferrugineuse ; aussi a-t-on pu souvent constater dans son application l'action spéciale au métalloïde. Il est bon de rappeler une propriété curieuse qu'il possède, celle signalée par Cl. Bernard, de s'éliminer par les glandes. Aucun sel de fer ne jouit de cette propriété, qui lui est communiquée par l'iode et qui en fait un agent précieux pour modifier et tonifier à la fois le système glandulaire.

La combinaison insoluble de l'acide phosphorique avec le fer n'étant point en usage, nous n'avons d'usitée que la préparation du Dr Leras, que sa constitution a fait ranger dans un autre groupe.

Quant au sulfate et au chlorure de fer, ils ne sont guère employés que dans la médecine vétérinaire, le premier surtout, qui est mieux supporté par l'estomac des animaux que le protochlorure.

Nous n'ignorons pas que dans ces derniers temps on a proposé l'emploi de ce dernier sel, sous prétexte que l'acide chlorhydrique était l'acide du suc gastrique. Cl. Bernard a fait justice de cette grossière erreur chimique. Cet emprunt à la pharmacopée vétérinaire n'a donc point raison d'être.

Les chlorures de fer sont, du reste, de tous les sels de fer ceux dont la saveur est le plus désagréable, et ce fait suffirait dans une certaine limite pour expliquer leur intolérance, par l'impression fâcheuse qu'ils exercent sur la muqueuse stomacale. Nous aurons occasion de revenir sur cette question de la saveur, qui a son importance. Ajoutons que ce protochlorure de fer est formé, pour les soixante-dix centièmes, de son poids d'eau et de chlore, et qu'en administrant, comme on le propose, une pilule de 0,025, on n'introduit dans l'économie que 7 milligrammes de fer, ce qui nous éloigne considérablement des doses massives que les praticiens préconisent aujourd'hui.

Le dernier groupe comprend tous les sels de fer à acide organique : citrate, tartrate, benzoate, malate, lactate et oxalate. Le caractère commun à ces composés est de pénétrer dans l'organisme sous la forme en laquelle ils lui sont présentés et de s'y brûler en abandonnant de l'oxyde de fer. La différence de composition de ces divers acides entraîne nécessairement des différences dans leurs propriétés, et surtout dans celles qui se rapportent à leur résistance à l'oxydation.

Cette stabilité relative, qui permet au sel de fer d'aller porter son action tonique et hématinique dans l'intimité des tissus, est pour nous d'une importance capitale : le protoxalate de fer la possède au plus haut degré (1).

La composition chimique de l'acide oxalique, ainsi que son mode de formation, suffisent pour expliquer ses propriétés. Il peut être regardé, en effet, comme l'un des corps les plus simples de la chimie. Il représente deux molécules d'acide carbonique auxquelles on aurait enlevé une molécule d'oxygène sur quatre qu'elles contiennent. C'est sans doute à une réduction incomplète de l'acide carbonique par la plante qui s'en nourrit qu'il faut rapporter la formation de cet acide.

(1) Nous ne citerons que pour mémoire l'hématosine commerciale et l'extrait de sang. Ces produits ne sont point des ferrugineux, et leurs propriétés médicinales n'ont été l'objet d'aucun travail sérieux. De plus, ces substances, ne représentant point des corps chimiques définis, sont susceptibles, au contact de l'air humide, d'entrer en putréfaction, et, comme l'a montré M. Cl. Bernard, de devenir des poisons dangereux, le sang s'altérant avec la plus grande rapidité au contact de l'air.

L'acide oxalique existe en abondance dans le règne végétal, il constitue à lui seul l'acide de certaines plantes, comme l'oseille, la rhubarbe, dans la racine de laquelle il forme des cristaux visibles à l'œil nu.

Il accompagne souvent les acides citrique, tartrique et malique dans beaucoup de fruits.

Sa présence est aussi constante dans le règne animal. Au même titre que l'acide benzoïque, il est un produit normal de l'organisme, et l'analyse en accuse la présence dans tous les liquides de l'économie. Il est, avec l'acide carbonique, le terme extrême de l'oxydation des matières albuminoïdes, peut-être même des matières sucrées et amylacées.

Cette simplicité de composition, qui le rapproche tant de l'acide carbonique, car il représente la même molécule de carbone aux trois quarts brûlée, suffit pour expliquer comment un corps comme l'acide oxalique, en partie déjà attaqué par l'oxygène, peut résister dans l'économie et conserver sa molécule intacte beaucoup plus longtemps que les autres acides organiques, très-chargés en carbone. Remarquons aussi que ces derniers, dans le laboratoire, se transforment en acide oxalique par les agents d'oxydation.

Déjà l'on a proposé l'emploi thérapeutique de certains oxalates, mais celui de fer nous a paru réunir tant de propriétés utiles que nous avons concentré pendant plusieurs années tous nos efforts pour lui donner la place qu'il mérite dans les préparations martiales.

L'oxalate de fer est donc le plus stable des sels de fer à acide organique ; il est aussi celui qui, sous le même poids, contient la plus grande quantité de fer. Les quelques exemples suivants le montreront :

Oxyde de fer
0/0

Oxalate de fer C^2o^3 FeO, 4 HO. .   33

Lactate de fer $C^6H^5O^5$, FeO, 5 HO.   22

Tartrate $C^8 H^4 O^{10}$, FeO, HO . . .   20

On voit par ces chiffres qu'il contient pour un même poids environ 50 p. 100 plus de fer que le lactate.

Nous savons qu'il existe contre l'emploi de l'acide oxalique certaines préventions qu'il nous sera facile de dissiper. Ce corps ne possède pas par lui-même de propriétés toxiques, comme les poisons minéraux et végétaux ; une fois saturé par une base, il n'a plus que les propriétés du métal avec lequel il est combiné.

Ce n'est donc que par son acidité qu'il peut apporter un trouble dans l'organisme, acidité dont l'action se trouve augmentée par la stabilité de sa molécule. Mais dans ce cas son action n'est en rien différente de

celle des autres acides minéraux ou organiques. Ajoutons, du reste, que la dose à
laquelle l'oxalate de fer est administré est
toujours plus faible que celle que nous avons
l'habitude de rencontrer dans l'alimentation
journalière, ainsi que le faisait remarquer
M. le professeur Wurtz devant l'Académie.
L'exemple d'une malade du service de M. Hérard, où le protoxalate de fer est pris par
erreur à la dose, d'abord de six grammes,
ensuite de deux grammes par jour, tout en
produisant les plus heureux effets thérapeutiques, suffit pour lever tous les doutes à cet
égard. Nous ferons remarquer incidemment
que ce sel de fer est le seul qui puisse être
supporté à cette dose massive.

Le protoxalate de fer se présente sous
forme d'une poudre jaune citron, constituée
sous le microscope par de petits cristaux ou
de fines granulations, selon le mode suivi pour
la préparation. Placé sur la langue, il produit

l'impression d'une poudre farineuse, puis ensuite, en même temps qu'une faible saveur acidulée, se développe une saveur légère particulière aux sels de fer. Celle-ci non-seulement n'est point désagréable, mais elle n'est point persistante. L'acide oxalique en combinaison avec le fer communique donc à son composé la saveur agréable qui lui est propre et qui l'a fait employer en pastilles contre la soif; c'est sans doute aussi cette impression particulière qui le rend, même à haute dose, supportable par la muqueuse stomacale.

Propriétés thérapeutiques.

Le protoxalate de fer se présente donc à nous avec les propriétés suivantes :

Solubilité dans le suc gastrique sans travail chimique préalable de l'estomac;

Condensation du fer, plus grande à poids égal que dans tout autre composé à acide organique;

Stabilité de la molécule chimique, qui lui permet de porter le fer dans l'intimité des tissus et de ne s'y décomposer que lentement;

Saveur relativement agréable, qui en rend la tolérance facile;

Action tonique astringente sur les muqueuses.

Ces importantes propriétés réunies dans un ferrugineux seraient à elles seules suffisantes pour le placer au premier rang des préparations martiales; l'expérimentation clinique a montré que l'oxalate peut l'occuper sans conteste, et que ces propriétés se traduisent par des effets thérapeutiques assez tranchés pour donner à ce médicament une physionomie particulière.

Ainsi l'oxalate de fer détermine avec une

étonnante rapidité la génération des globules rouges, et il n'est point nécessaire dans ce cas de recourir au microscope pour constater cette multiplication, la coloration des téguments et des muqueuses l'accuse suffisamment.

La façon dont il impressionne les voies digestives mérite d'attirer l'attention d'une façon toute spéciale. Le protoxalate de fer ne constipe pas : ce fait a été constaté par la Commission, dans son rapport, comme par nous.

Les ferrugineux, en agissant comme stimulants du tube intestinal, provoquent un épuisement plus complet du bol alimentaire, et chez beaucoup de sujets, surtout au début du traitement, la constipation est le phénomène dominant. Cet état peut se prolonger si le ferrugineux employé n'est pas doué d'une activité suffisante, mais il fait place bientôt au fonctionnement régulier de l'organe si, au contraire, le médicament est capable de produire rapidement, comme l'oxalate, une stimulation sur toute la surface de l'intestin, se traduisant, comme effet général, par une augmentation d'appétit.

Cette interprétation que nous présentons de la constipation sous l'influence du ferrugineux peut être contrôlée par l'expérimentation directe. On constate, en effet, que la quantité de matière excrétée diminue quoique le malade, dont l'appétit est réveillé, absorbe une plus grande quantité d'aliments; bien plus, si, poussant plus loin l'analyse, on dose l'azote contenu dans les excréments, on trouve que sa quantité a diminué. Nous ne voyons, pour expliquer ces faits, d'autre cause à invoquer qu'une plus grande énergie de l'intestin, et par suite un épuisement plus complet de la matière azotée des aliments.

2.

Si maintenant nous comparons l'action du protoxalate de fer avec celle de la plupart des autres ferrugineux, nous constatons que, le plus souvent, ce premier phénomène, la constipation, n'existe pas ou est à peine sensible avec ce sel de fer. A quelle cause faut-il rattacher ce fait?

Il convient, selon nous, de l'attribuer à l'action puissamment stimulante que l'oxalate tient de sa stabilité même. Nous croyons que ce corps, versé dans la circulation, après avoir agi sur les tissus et s'y être décomposé partiellement en cédant le fer aux matières protéiques pour la composition du globule, est enfin rejeté par toute la surface de l'intestin, sur laquelle il exerce encore au passage cette action tonique que nous constatons sur l'estomac au moment de son absorption.

Ce mode d'élimination, essentiellement physiologique, du reste, est propre à tous les ferrugineux. Cependant il faut faire pour l'oxalate de fer une distinction importante : ce sel s'élimine dans son intégrité à l'état d'oxalate, et c'est dans ce fait particulier que nous trouvons l'explication de son activité. Ajoutons, pour compléter, que les autres ferrugineux à acide organique ayant l'un de leurs composants brûlé dans l'économie, l'intestin ne reçoit que les produits de leur décomposition.

Cette partie de l'étude de l'oxalate de fer est tout entière, comme on le voit, du domaine de la chimie et de la physiologie ; elle a nécessité une autre série de travaux que nous pensons compléter prochainement.

Avant de rapporter les observations destinées à montrer la variété de ressources qu'offre l'oxalate de fer, nous croyons devoir insister d'une façon toute spéciale sur son action stimulante, action dépourvue de tout phénomène d'irritation et telle qu'il nous a été possible de combattre avec succès et rapidement certains cas de constipation, de dyssenterie chronique et même de diarrhée caractérisée par une irritation exagérée de tout le tube intestinal.

OBSERVATION I

Hôpital Beaujon, service de M. GUBLER.

Menstruation faible et douloureuse. —Chloro-anémie.—
Congestion de l'ovaire gauche. — Névrose du grand
sympathique.

L... (Joséphine), vingt-huit ans, domestique,
née à Deunoux (Meuse), entre à l'hôpital le
9 novembre 1872, salle Sainte-Marthe, n° 13,
service de M. Gubler.

Taille moyenne, constitution assez bien
prise, tempérament lymphatico-nerveux, cheveux bruns. Habite Paris depuis sept mois seulement.

Réglée vers l'âge de treize ans; règles assez
régulières, à une huitaine de jours près; jamais
abondantes, toujours douloureuses; fort peu de
flueurs blanches avant chaque époque menstruelle; un peu davantage après.

Depuis deux ans environ, douleurs abdominales errant d'un point à un autre. L'estomac est devenu le siége d'une sorte de gêne, et
la région épigastrique se gonfle après les repas,
donnant lieu à de l'oppression, la tête devenant

chaude, tandis que les pieds « sont à la glace ». L'abdomen se tuméfie dans la soirée, pour rentrer le matin dans ses proportions normales. A l'époque des règles, les artères abdominales battent violemment. Céphalalgie intense aux époques cataméniales.

Ce sont les douleurs abdominales dont nous venons de parler qui l'ont contrainte de venir à l'hôpital. L'estomac est faible et supporte peu la nourriture. Il y a, du reste, inappétence complète. Flueurs blanches en abondance, avec tiraillements d'estomac. Généralement constipée, n'allant à la garde-robe qu'à l'aide de magnésie ou de lavements.

Tout le côté gauche, de la tête aux pieds, présente un commencement d'anesthésie cutanée. Les parois de la bouche, et la langue elle-même, participent à cette anesthésie. L'épiglotte conserve encore ses mouvements réflexes. La plante des pieds n'est pas complétement insensible, mais celle du pied gauche l'est davantage que celle du pied droit.

Les organes des sens sont intacts.

De temps en temps, peut-être deux ou trois fois par semaine, elle éprouve dans l'après-midi de légers frissons, suivis de bouffées de chaleur, principalement du côté de la face (fièvre vespérale). Sur deux nuits, il y en a une plus mauvaise que l'autre, marquée par une agitation fébrile. Elle s'endort difficilement, mais le sommeil est bon.

10-17 novembre. — Une douche tous les jours; eau de Spa; vin de quinquina; tilleul orangé.

17 novembre. — Tous les symptômes que nous venons de mentionner existaient encore à des degrés divers : flueurs blanches, tiraillements d'estomac, douleurs abdominales, inappétence, gonflement de l'épigastre, tuméfaction du ventre, constipation, etc. M. Gubler fait ajouter au traitement 0 gr 20 d'oxalate de fer par jour, moitié avant chaque repas.

20 novembre. — Il lui semble que le ferrugineux lui fait du bien. Son appétit est revenu, elle mange avec plaisir. Une garde-robe normale par jour.

7 décembre. — Les flueurs blanches sont beaucoup moins abondantes.

17 décembre. — Pas de symptômes précurseurs des règles, dont c'est l'époque. Pas de garde-robes depuis trois jours, mais n'en éprouve pas de gêne particulière. Un peu de gonflement épigastrique après les repas, mais pas de douleurs abdominales, pas même de l'ovaire gauche. L'appétit est bon.

21 *décembre.* — Les flueurs blanches diminuent de plus en plus. Oxalate de fer, 0 gr. 30. Les règles sont apparues hier soir. Elle souffre beaucoup du ventre, particulièrement au côté gauche du bassin. Le flux menstruel a duré un jour à peine, et peu considérable.

26 *décembre.* — Plus de flueurs blanches. Quelques douleurs passagères pendant la marche et la station, mais pas dans position assise.

8 *janvier.* — Sur sa demande, elle sort de l'hôpital pour retourner dans son pays natal attendre du repos le complément de sa guérison.

Cette malade, qui a pris de l'oxalate de fer depuis le 17 novembre 1872 jusqu'au 8 janvier 1873, époque de sa sortie de l'hôpital, en a éprouvé les avantages suivants : 1° recouvrement presque immédiat de l'appétit; 2° constipation heureusement combattue; 3° douleurs abdominales calmées, avec disparition du gonflement épigastrique après les repas, de la tuméfaction de l'abdomen et de la fièvre vespérale ; 4° disparition des flueurs abondantes ; 5° accroissement rapide des forces.

Nous ne croyons pas à une guérison complète. Pour arriver à ce dernier résultat, il eût fallu continuer l'usage des ferrugineux pendant un certain temps et, vu l'état nerveux, ajouter à ce traitement de l'opium dans des proportions à déterminer et à modifier selon les circonstances.

OBSERVATION II

Hôpital Beaujon, service de M. GUBLER.

Rhumatisme chronique. — Hydarthrose successive des genoux. — Convalescence.

M... (Édouard), 26 ans, menuisier, né à Pont-du-Bois (Haute-Savoie), entre à l'hôpital le 4 septembre 1872, salle Saint-Louis, n° 25.

Taille moyenne, tempérament lymphatique, cheveux châtains.

Habite Paris depuis 1859, c'est-à-dire depuis l'âge de 13 ans. N'a jamais été malade au pays natal. Quelques années après son arrivée à Paris, en 1861, il eut une fièvre synoque ou éphémère, probablement une fièvre d'acclimatation. Depuis cette époque jusqu'en 1869, sa santé s'est maintenue très-bonne; mais au mois de juillet de cette dernière année il fut atteint de rhumatisme lombaire.

Une deuxième attaque, beaucoup plus violente que la première, survint en mai 1872. Vers le 30, il fut contraint de renoncer au travail; les douleurs lombaires étaient d'une extrême intensité, avec retentissement du côté des petites articulations des mains comme des pieds; puis, un peu plus tard, ce fut le tour des grandes articulations, particulièrement du genou droit. En quelques jours tout le corps se trouva pris. Pendant trois mois le malade est soigné à son domicile : bicarbonate de soude en boissons, frictions laudanisées et vésicatoires au genou droit. Il prit également une dizaine de bains sulfureux.

Enfin, le 4 septembre 1872, il entra à l'hôpital Beaujon. A cette date la maladie était devenue chronique. M. Gubler lui fit donner du bromure de potassium, du chiendent nitré et quelques bains sulfureux. Environ trois semaines après son entrée, les deux genoux s'enflèrent de nouveau, mais cette fois-ci le gauche fut très-douloureux. Le malade ne voulut pas consentir à l'application de vésicatoires, ayant trop souffert, disait-il, du genou droit.

Une poussée de boutons apparut sur le front et le visage, à peu près à cette même époque. Le bromure de potassium fut supprimé; le chiendent nitré fut seul continué.

De temps en temps un bain sulfureux.

17 novembre. — Notre malade est faible et sans forces, avec douleurs passagères dans les membres; ses muscles sont très-émaciés; la marche est difficile et ne s'effectue qu'à l'aide d'un bâton. Il a très-peu d'appétit; les garde-robes, qui étaient quotidiennes avant la maladie, sont actuellement réduites à deux ou trois par semaine. M. Gubler ordonne 20 centigrammes d'oxalate ferreux par jour, 10 centigrammes avant chaque repas.

26 *novembre.* — Les garde-robes sont déjà quotidiennes depuis plusieurs jours, et normales.

28 *novembre.* — L'urine est plus abondante depuis quelques jours.

30 *novembre*. — L'appétit est meilleur, les garde-robes régulières et normales. Depuis qu'il prend le ferrugineux, le malade, ou plutôt le convalescent, n'éprouve rien de particulier, soit dans l'estomac, soit dans l'intestin, soit dans la vessie.

2 *décembre*. — L'appétit va bien ; le sommeil est meilleur que par le passé. Douleurs mélalgiques à peu près les mêmes. Va à la garde-robe tantôt le matin, tantôt le soir, toujours une seule fois dans la journée, normalement. Pas de douleurs d'estomac ni de ventre. L'urine est plus limpide depuis quelques jours ; 1,200 à 1,500 grammes dans les vingt-quatre heures.

31 *décembre*. — Les genoux sont tout à fait bien ; douleurs aux poignets durant la nuit. Appétit bon ; garde-robes normales et quotidiennes.

22 *février*. — Pendant les quelques semaines qui viennent de s'écouler, l'état de notre malade a fait de lents mais incessants progrès, éprouvant quelques douleurs mélalgiques lorsque l'atmosphère était froide et humide. Les bains sulfureux ont une influence salutaire sur

ces douleurs. Quand il fait beau temps, il des-
cend au jardin; la descente de l'escalier est
plus pénible que la montée. Les garde-robes
sont normales et quotidiennes. Il mange et di-
gère bien.

4 mars. — L'examen de l'urine rendue dans
les vingt-quatre heures ne montre pas trace
de cristaux d'oxalate de chaux.

12 mars. — Est assez bien pour être dirigé sur
l'asile de Vincennes.

OBSERVATION III

Hôpital Beaujon, service de M. GUBLER.

Syphilis. — Anémie consécutive. — Foulure du
tarse dextre. — Polyurie.

M..... (Louis), 33 ans, journalier terrassier,
né à Paris, entré à l'hôpital le 28 novembre
1872, salle Saint-Louis, n° 23.

Taille moyenne, tempérament lymphatique,
cheveux châtain clair.

A 28 ans (il y a cinq ans de cela), il contracta

un chancre, suivi, au bout de vingt-cinq jours, d'un bubon dans l'aine gauche, quatre jours après l'apparition duquel il entra à l'hôpital du Midi, où l'on y appliqua des vésicatoires. Il n'y eut pas de suppuration. Son séjour à cet hôpital ne fut que de quatorze jours. Il n'a pas été malade depuis et affirme n'avoir jamais eu de taches (syphilides) ni aucune autre complication. Il reconnaît cependant qu'il est d'une santé moins robuste qu'auparavant.

Il y a cinq semaines, tout en marchant, et sans faire de faux pas appréciable, le tarse droit se foula et devint d'une insensibilité telle qu'il lui parut « comme mort ». Il continua de travailler, bien que marchant avec peine, jusqu'au dimanche 17 novembre. Le lundi 18 apparut de l'œdème aux jambes, accompagné de douleurs dans les fesses, avec céphalalgie passagère.

Huit jours avant d'entrer à Beaujon, il sentit un besoin d'uriner fréquemment et beaucoup à la fois. Les débuts de cette polyurie furent marqués par une courbature qui le rendait lourd au travail, accompagnée de gonflement à l'épigastre. Il n'y a eu ni polydipsie, ni polyphagie ; le malade n'ayant ni plus ni moins soif ou faim qu'auparavant.

20 *novembre* — M. Gubler attire tout d'abord l'attention sur l'urine de ce malade, laquelle est limpide et transparente, assez semblable à celle des femmes hystériques; elle ne contient ni albumine ni sucre. Ce qui frappe aussi dans l'ensemble du sujet qui nous occupe, c'est un état anémique assez prononcé ; il est très-faible; le pied foulé est très-douloureux; il y a de l'œdème aux deux jambes. L'appétit est resté assez bon, mais après le manger le malade éprouve le gonflement épigastrique ci-dessus mentionné. La soif est ordinaire. Les garde-robes sont normales et quotidiennes. On lui donne 0 gr. 20 de protoxalate de fer par jour.

30 *novembre.* — Va très-bien; les jambes ne sont plus enflées. Une garde-robe normale par jour. Appétit bon. Urine toujours claire et abondante.

7 *décembre.* — Il sort de l'hôpital pour reprendre son travail habituel de terrassier.

NOTA BENE. — Cet homme a continué l'usage du protoxalate de fer jusque vers le milieu de janvier 1873. Nous en avons eu des nouvelles au commencement de mars: il allait très-bien et continuait de travailler. Les fonctions intestinales et urinaires se trouvaient, à cette époque, dans des conditions tout à fait normales.

Remarques. — Devenu anémique consécutivement à la syphilis, et n'ayant jamais récupéré ses forces depuis cette maladie, le sujet de cette observation porte les caractères généraux de l'épuisement, dont l'œdème des extrémités inférieures et la polyurie ne sont que les manifestations. La facilité avec laquelle s'est produite la foulure du tarse droit dénote un degré peu ordinaire de débilité.

Aussi, dès les premiers jours de son entrée à l'hôpital, M. Gubler lui fit prendre 0 gr. 20 d'oxalate de fer : les garde-robes étaient normales et quotidiennes.

Durant les seize jours que ce malade a été mis au régime du fer, les garde-robes sont restées ce qu'elles étaient, c'est-à-dire normales et quotidiennes. Vers le douzième jour, l'urine devint moins abondante, et, à l'époque de sa sortie de l'hôpital, la sécrétion urinaire était rentrée dans ses limites normales. Les forces s'étaient graduellement accrues, de telle sorte qu'au lieu d'aller en convalescent à l'asile de Vincennes, notre sujet reprit son travail dès le lendemain.

Trois mois après, il allait toujours très-bien, mais il faut ajouter que, sur notre avis, il avait continué l'usage du ferrugineux pendant près de six semaines après sa sortie de l'hôpital.

OBSERVATION IV

Hôpital Beaujon, service de M. GUBLER.

Intoxication saturnine. — Anémie. — Convalescence.

S... (Pierre), 41 ans, cocher de maison, né à Norlazes (Basse-Pyrénées), entré à l'hôpital le 27 novembre 1872, salle Saint-Louis, n° 8.

Taillé au-dessus de la moyenne, cheveux bruns.

L'affection saturnine pour laquelle ce malade est admis à Beaujon a été contractée à l'usine de Clichy, où il avait travaillé quelque temps, étant sans place à cette époque-là.

La convalescence s'est établie péniblement; des garde-robes fréquentes, de temps en temps diarrhéiques, avaient fait ajourner l'administration de l'oxalate de fer jusqu'au 20 janvier 1873.

3.

A cette date il était très faible, très-anémique, impressionnable comme une femme. Lorsqu'il se levait, il était pris d'un tremblement général, qui n'avait d'autre cause que son excessive faiblesse. Inappétence presque complète. Les garde-robes sont irrégulières : en moyenne deux par jour; le jour précédent un peu en diarrhée. Protoxalate de fer, 0 gr. 20 par jour, en deux fois.

24 janvier. — Avant-hier une, hier une, et ce matin à cinq heures une garde-robe. Il se sent déjà plus fort sur jambes. Appétit croissant; mange avec goût trois degrés d'aliments depuis hier. On supprime une potion au bromure de potassium qu'il prenait depuis quelque temps.

29 janvier. — Garde-robes normales; appétit bon.

31 janvier. — Continue de manger trois degrés d'aliments.

5 février. — Les couleurs sont revenues; se sent assez fort pour sortir.

OBSERVATION V

Clinique de l'Hôtel-Dieu, service de M. HÉRARD.

Fausse couche de deux mois. — Métrorrhagie consécutive. — Anémie.

F. (Marie), 22 ans, fille de salle, née à Rennes (Bretagne), entrée à l'Hôtel-Dieu le 30 juin 1872, salle Saint-Joseph, n° 12.

Taille moyenne, constitution assez bien prise, tempérament lymphatique, cheveux châtains. Habite Paris depuis dix mois environ.

Non vaccinée. Réglée dès l'âge de 14 ans : le premier flux, très-abondant, fut équivalent à ce que, dans le pays, on considérait comme une perte. Jusqu'à l'âge de 20 ans, les époques menstruelles ont été régulières et normales, sans douleurs prémonitoires ; depuis cette époque jusqu'à ce jour, le flux a été moins abondant et précédé, chaque fois, de coliques.

Le 21 juin, étant enceinte de deux mois environ, cette jeune fille raconte qu'elle commença à voir un peu de sang et fit, deux jours plus tard, une fausse couche. Une métrorrhagie consécutive la contraignit d'entrer à l'hôpital le 30 juin.

1ᵉʳ *juillet.* — La malade est dans un état de prostration extrême, très-anémiée. Inappétence complète. M. Hérard prescrit 1 gram. de seigle ergoté en quatre paquets par jour.

8 *juillet.* — L'hémorrhagie est arrêtée; la prostration est toujours très-grande et l'inappétence toujours complète. Le seigle ergoté est supprimé. M. Hérard ordonne 20 centigrammes de protoxalate de fer par jour.

10-20 *juillet.* — Douleurs dans les régions ovariennes, avec retentissement le long de la face interne des cuisses. Cataplasmes émollients. Protoxalate de fer à la même dose que ci-dessus.

21 *juillet.* — L'élément douleur ayant complétement disparu, les cataplasmes sont supprimés. Beaucoup de flueurs blanches depuis quelques jours ; la malade dit n'en avoir jamais eu antérieurement. Depuis qu'elle est alitée, les garde-robes sont moins fréquentes, ayant toujours été régulières auparavant. La dose de pro-

toxalate de fer est poitée à 30 centigrammes par jour.

24 juillet. — Flueurs blanches abondantes Petites coliques intermittentes au côté gauche du bassin, avec douleurs à l'aspect interne des cuisses. Les forces reviennent : la malade se lève depuis quelques jours. L'appétit est excellent. Un peu de constipation. Protoxalate de fer, 30 centigrammes.

25 juillet. — Est restée debout toute la journée d'hier ; encore quelques petites coliques ovariqués. L'appétit se maintient. Protoxalate de fer, 40 centigrammes.

26 juillet. — Debout toute la journée ; encore quelques petites douleurs dans le bas-ventre, mais ne se propagent plus dans les cuisses. Le sommeil est bon.

—La mixtion est facile ; une garde-robe hier. 40 centigrammes de protoxalate de fer.

29 juillet. — Va à la garde-robe tous les jours ; l'appétit est bon, la soif modérée, le sommeil calme. Flueurs blanches encore abondantes. Petites douleurs errantes dans tout l'abdomen.

La dose de l'oxalate de fer est réduite à 30 centigrammes.

30 *juillet.* — Hier soir, de trois à sept heures, un peu de gastralgie, calmée avec quelques gouttes d'éther. Fatigue dans les cuisses.

31 *juillet.* — Plus de gastralgie ; encore un peu de fatigue dans les cuisses. Petites douleurs dans la région ovarienne gauche. Les flueurs blanches diminuent. Le sommeil est calme et bon. Garde-robes quotidiennes et normales. Oxalate de fer, 20 centigrammes par jour.

10 *août.* — Plus de flueurs blanches, ni aucune douleur. Les forces sont complétement rétablies. Elle sort de l'hôpital pour reprendre immédiatement son service de fille de salle dans un restaurant, sans éprouver le besoin d'aller en qualité de convalescente à l'asile du Vésinet.

OBSERVATIONS. — Voici un véritable cas d'anémie par traumatisme, quelle qu'ait été la cause déterminante de la soi-disant fausse couche. Après un mois de l'usage de notre protoxalate de fer, la malade a passé d'un état de prostration absolue à celui de la santé, puisqu'elle s'est remise au travail dès sa sortie de l'hôpital. Ce ferrugineux, donné au début à la dose ordinaire de 20 centigrammes par jour, fut successivement porté à 30 et 40 centigrammes, en vue de combattre une constipation naissante; puis, cette dernière vaincue, ramené à 20 centigrammes par jour. L'appétit d'abord, puis les forces, renaissent avec rapidité; enfin les flueurs blanches elles-mêmes disparaissent de la scène pathologique. — Les douleurs abdominales observées le 29 juillet, de même que la gastralgie passagère du jour suivant, étaient les premiers symptômes de névrose du grand sympathique, enrayés par la courte durée de la convalescence, grâce à l'action reconstituante et à la propriété hématinique du protoxalate de fer.

OBSERVATION VI

Hôtel-Dieu, service de M. HÉRARD.

Chlorose. — Hystérie. — Scoliose. — Dysménorrhée.

P. (Louise), 20 ans, fleuriste, née à Villeneuve (Yonne), entrée à l'Hôtel-Dieu le 19 juin 1872, salle Saint-Joseph, n° 8.

Taille moyenne, déviation de la colonne vertébrale, gibbosité du côté gauche. Tempérament lymphatique, complexion pâle, cheveux châtain clair. Habite Paris depuis l'âge de 15 ans.

Vaccinée dans son enfance; rougeole entre 6 et 7 ans; fièvre typhoïde entre 8 et 9 ans.

Première manifestation de la menstruation à 14 ans et demi, sans la moindre douleur; règles normales et régulières jusqu'à 17 ans. À cette époque (août 1866), cette jeune fille raconte qu'ayant perdu sa mère, elle en éprouvâ un si violent chagrin qu'une première attaque de nerfs se manifesta chez elle. Gette crise fut suivie d'une jaunisse, puis d'une suppression de la menstruation pendant deux ans, durant lesquels elle eut encore plusieurs crises semblables, avec perte de connaissance. Depuis lors les règles ont toujours été irrégulières, restant tantôt deux, tantôt cinq mois sans paraître, remplacées qu'elles étaient par des pertes blanches qui l'affaiblissaient beaucoup.

Les débuts de la difformité dont cette jeune fille est atteinte remontent à l'époque de l'apparition première de la menstruation (14 ans et demi). La marche de cette affection a été lente et progressive, et sans douleur.

Il y a trois ans, elle entra à la Charité, d'où elle fut dirigée, au bout de quelques jours, sur l'asile du Vésinet.

En juillet 1871, notre malade fut admise à la Pitié, dans le service de M. Marotte, où elle resta jusqu'en janvier 1872. Elle se trouvait alors dans une période de suppression des règles, ayant de fortes douleurs dans les jambes, avec œdème des pieds ; elle était d'une faiblesse extrême, avec de fréquentes crises nerveuses, et incapable de travailler. M. Marotte porta comme diagnostic : chloro-hystérie, et prescrivit du vin de gentiane, de l'iodure de fer, du bromure de potassium et des bains sulfureux durant le dernier mois de son séjour à l'hôpital, et alors que son état général s'était un peu amélioré. Toutefois elle y eut des crises nerveuses tous les deux jours ; mais toutes n'allaient pas jusqu'à la perte de connaissance. Les douches d'eau froide que l'on faisait intervenir en ces circonstances produisaient sur elle une sensation des plus désagréables. Ces crises cessèrent dès sa sortie de l'hôpital ; elle n'en a pas eu depuis, n'ayant pas, ajoute-t-elle, été contrariée par son entourage.

Les jours de crise, elle en avait le pressentiment dès le matin : la tête était en feu et les pieds à la glace. Les crises étaient caractérisées par de grands mouvements : elle se débattait en proférant des hurlements, sentait une boule lui remonter vers la gorge, puis tombait dans un état d'anéantissement complet, tantôt conservant la connaissance ou bien la perdant entièrement. Une fois seulement elle fut surprise par une crise durant son sommeil.

Quatre mois après sa sortie de la Pitié, vers le 20 avril 1872, elle eut une époque menstruelle normale; mais le 1er mai suivant un flux pâle et rosé reparut. Elle est allée s'affaiblissant de jour en jour, perdit peu à peu toutes ses forces et, ne pouvant continuer son travail, elle se fit admettre à l'Hôtel-Dieu le 19 juin. Ses règles, jusqu'ici, n'ont pas reparu. Elle n'accuse aucune douleur abdominale ni ovarique, mais bien dans les jambes. L'épiglotte est sensible; la surface de la peau et la plante des pieds ont pareillement conservé toute leur sensibilité. Les garde-robes ont toujours été à peu près normales. L'appétit est médiocre; la région épigastrique gonfle un peu après le repas du soir.

M. Hérard, pour toute prescription, ordonne 20 centigrammes d'oxalate de fer par jour, à prendre en deux fois, avant chaque repas.

20-30 *juin.* — L'appétit s'est graduellement accru; les forces se relèvent peu à peu.

1er-8 *juillet.*—L'urine, limpide et floconneuse,

est examinée au point de vue de l'oxalurie : le microscope ne révèle autre chose que quelques traces d'urate de soude.

9-14 *juillet*. — Une garde-robe diarrhéique le 8 ; à partir de ce jour elle ne prit que 10 centigrammes du sel de fer ; les jours suivants, les selles deviennent normales.

15-19 *juillet*. — Les règles, supprimées depuis le 20 avril, reparaissent dans leur forme habituelle. L'état général s'améliore de jour en jour.

3 *août*. — Le teint est coloré. Ni douleur, ni fatigue. Pas de crises nerveuses durant le séjour à l'hôpital, que, sur sa demande, cette jeune fille quitte aujourd'hui pour retourner à son atelier de fleuriste.

OBSERVATION VII

• Hôtel-Dieu, service du Dr VIGLA.

Variole. — Rougeole. — Chloro-anémie. — Bronchite
Hystérie latente.

R... (Angélina-Marie), 26 ans, chapelière, née à Gentilly (Seine), entrée à l'Hôtel-Dieu le 5 mai

1870, salle Saint-Monique, pour passer le 4 juin salle Sainte-Anne, n° 12. Service de M. Vigla, suppléé par M. Lancereau à partir du 1er juillet.

Taille moyenne, tempérament lymphatique, cheveux châtains, teint clair.

Vaccinée avec succès dans son enfance et re-vaccinée sans succès durant son séjour à l'Hô-tel-Dieu.

Variole entre 18 mois et 2 ans ; rougeole entre deux et trois ans. Vers cette dernière époque, l'enfant rendit des vers accompagnés d'attaques convulsives.

La menstruation s'est manifestée vers l'âge de 13 ans et demi ; le flux a été peu abondant, mais les époques ont été régulières jusqu'à 19 ans. L'état général assez bien, sauf, par intervalles, de la céphalalgie et de la gastralgie. De 19 à 20 ans il y avait eu une suppression des menstrues de six mois de durée et dont la cause nous reste inconnue. A partir de ce moment la jeune fille s'affaiblit, commença à tousser ; pendant deux ou trois années cette toux ne se manifestait que par intervalles, mais depuis 1868 elle est à peu près continuelle. Il y a deux ans et demi, elle eut une première couche à huit mois ; l'enfant n'a vécu que quelques instants. Deux fausses couches se succèdent, la dernière

ayant eu lieu au mois de février de la présente
année (1870).

Entrée à l'hôpital au commencement de mai,
dans un état de faiblesse extrême, avec une
toux qui, ainsi que nous venons de le dire, était
constante depuis deux ans ; elle présentait, d'a-
près M. Lancereau qui l'examina le 1er juillet,
tous les signes d'une pneumonie caséuse, avec
bronchite comme point de départ : matité aux
deux sommets, expiration prolongée au côté
droit avec quelques râles et quelques points légèrement soufflants. La région thoracique tout
entière est parcourue par des points douloureux
névralgiques. L'expectoration remonte au dernier hiver seulement ; avant cette époque la
toux était sèche. L'amaigrissement que l'on
constate aujourd'hui date à peu près de la même
époque ; jusque-là cette jeune fille n'avait pas
encore été en butte aux privations qu'elle a
éprouvées depuis.

Les garde-robes ont toujours été normales,
sauf quelques jours de constipation pendant son
séjour à l'hôpital. Les règles sont supprimées
depuis le mois d'avril ; le côté gauche est le siége
d'une constante et vive douleur depuis deux
mois environ ; le ventre est un peu plus dis-
tendu que de coutume. La sensibilité cutanée

est encore entièrement conservée, mais l'intérieur de la bouche révèle déjà les signes particuliers à l'invasion de l'hystérie, au premier rang desquels il faut mentionner l'abolition des mouvements réflexes de l'épiglotte.

La malade n'a pas d'appétit et se plaint beaucoup de gastralgie et de céphalalgie. Après un traitement dirigé plus particulièrement du côté des poumons, M. Vigla, à partir du 27 juin, fit prendre à la malade 20 centigrammes de protoxalate de fer par jour, sous l'influence duquel l'appétit revint peu à peu ; la gastralgie et la céphalalgie diminuèrent progressivement de telle sorte que le 20 juillet, sentant ses forces revenues, elle sortit de l'hôpital pour reprendre son travail.

Obs. Une variole, et une rougeole qui lui succéda presque aussitôt, déterminèrent la chloro-anémie d'où est sortie à 13 ans une menstruation faible, quoique régulière, à part une suppression vers l'âge de 20 ans et qui marque comme le point de départ d'une bronchite que la malade nourrit depuis six ans environ. Dans l'espace de deux mois et demi, une couche à huit mois et deux fausses couches successives ne font qu'aggraver l'état physique de notre malade, qui, en dernier ressort, a été en butte à des privations, sinon à la misère. Les règles sont supprimées depuis plusieurs mois; il se passe quelque chose d'anormal du côté de l'ovaire gauche. La tuméfaction de l'abdomen, la diminution de sensibilité des muqueuses buccales et l'abolition des mouvements réflexes de l'épiglotte, indiquent l'invasion lente et insidieuse de la névrose connue sous le nom d'hystérie.

Le *protoxalate de fer* a été pris par la malade pendant trois semaines environ avec des résultats marqués du côté des organes de la vie végétative. Ce traitement, à lui seul, ne pouvait suffire pour amener la guérison; mais nous avons ici un exemple frappant de ce que peuvent les bons ferrugineux dans les cas de chloro-anémie avec complications de diverses natures, et particulièrement du côté des poumons

———

OBSERVATION VIII

Hôtel-Dieu, service du Dr VIGLA.

Diathèse strumeuse. — Rougeole. — Hygroma. Bronchite. — Parturition. — Anémie consécutive.

F.... (Sophie), 22 ans, couturière, née à Niederbroon (Bas-Rhin), entrée à l'Hôtel-Dieu le

29 mai 1870, salle Saint-Pierre, nº 8, puis salle Sainte-Anne, nº 14, service de M. Vigla, suppléé par M. Lancereau.

Taille moyenne, constitution émaciée, tempérament lymphatico-strumeux, teint pâle, cheveux bruns.

Vaccinée dans son enfance avec succès, et revaccinée sans succès durant son séjour à l'Hôtel-Dieu.

Une rougeole entre l'âge de 7 et 8 ans.

La menstruation s'est établie à l'âge de 14 ans ; a toujours été bien réglée depuis.

Cette jeune fille, dont le père est très-âgé et la mère malade depuis quatre ans, est la huitième de neuf enfants, dont cinq sœurs et un frère sont morts en bas âge ; il lui reste une sœur et un frère vivants et bien portants, à son dire. Elle-même déclare n'avoir jamais été malade qu'à l'âge de 19 ans, ayant joui jusque-là d'un embonpoint remarquable atteignant un poids de 75 kilogrammes. A cette époque, elle fut atteinte d'hygroma aux genoux, et, deux ans après, durant l'hiver de 1869, elle eut une bronchite. Au mois d'août de la même année, elle devint enceinte pour la première fois et eut une grossesse très-pénible, laquelle devint le point de départ de l'état d'amaigris-

sement dans lequel la malade se trouve actuellement.

Entrée le 19 mai dans la salle Saint-Pierre
pour y faire ses couches, elle y eut une forte
perte et fut transférée le 28 du même mois dans
la salle Sainte-Anne dans un état d'excessive
faiblesse, et incapable de nourrir son enfant,
lequel fut envoyé en nourrice. Un mois après ses
couches, elle eut son retour de couches, mais
le flux menstruel fit bientôt place à un écoulement blanc permanent. Dans le courant de juin,
il se forma d'abord un abcès au sein gauche, lequel fut ouvert, suppura et guérit. Un autre abcès se déclara au sein droit; mais la frayeur
que la malade avait du bistouri fit qu'elle ca-
cha son état au chef de service jusqu'au jour où
ce nouvel abcès s'ouvrit de lui-même. Quelques
jours après, à de violents frissons et des sueurs
abondantes succéda une fièvre intense : chaleur
excessive à la surface; pouls filiforme, puls. 110;
abattement général, adynamie, anxiété de la
face, délire, assoupissement; état dans lequel
elle demeura une huitaine de jours.

Une légère amélioration se dessina vers la fin
de juin; l'appétit revint graduellement, mais les
forces ne revenaient que bien lentement, lorsque
le 7 juillet M. Lancereau, qui suppléait à ce

moment M. Vigla, prescrivit 20 centigrammes de protoxalate de fer par jour. La malade jusqu'ici n'avait pu sortir de son lit.

Le 16 juillet, quoique très-faible encore, elle se lève et reste debout la majeure partie de la journée, tandis que les jours précédents elle ne restait debout que quelques heures.

Elle est dirigée sur l'asile de convalescence du Vésinet, où elle continua de prendre le protoxalate de fer à la même dose qu'à l'Hôtel-Dieu.

Le 20 juillet, nous constatons une grande amélioration dans l'état général, avec recrudescence de l'appétit.

Le 29 juillet, les forces reviennent de plus en plus ; conditions excellentes.

Le 4 août elle a repris de l'embonpoint, son appétit est dévorant, les digestions bonnes et les garde-robes régulières. Les flueurs blanches sont allées en diminuant insensiblement et avaient complétement disparu à l'époque de sa sortie de l'asile.

Obs. — Des hémorrhagies *post partem* étaient plus que suffisantes pour déterminer un état de profonde anémie, alors même que le terrain n'y eût pas été préparé par les antécédents :

diathèse, rougeole et bronchite, et dont il faut tenir compte dans la gestation pénible et ses terribles conséquences, tels que abcès des glandes mammaires, résorption purulente, fièvre et adynamie. Si le protoxalate de fer n'était pas d'une absorption facile, le terrain sur lequel il se trouvait nous l'aurait bien vite révélé. Il y agit ici comme stimulant énergique et reconstituant hors ligne, car, dans l'espace d'un mois seulement, nous avons vu cette jeune fille passer d'un état d'émaciation et de prostration extrême à celui d'un embonpoint relatif et une santé qui lui ont permis de se remettre au travail à sa sortie du Vésinet.

Clinique du Dr CRAMOISY.

Je me propose, dans cette clinique, d'exposer aussi brièvement que possible mes recherches sur les meilleures préparations ferrugineuses; de signaler une fois de plus l'importance du fer dans les affections chlorotiques, si communes chez les jeunes filles de tout tempérament et de toute constitution ; de montrer qu'un nombre considérable de sels de fer, en échappant à la puissance dissolvante du suc gastrique de l'estomac ou de l'intestin, ne peuvent produire dans l'organisme ce que le praticien attend d'eux; enfin d'établir que, grâce aux recherches physico-chimiques de M. le Dr Ch. Girard, nous sommes en possession d'une préparation ferrugineuse supérieure dans le traitement de cette affection, et qui vient avec avantage combler une lacune que chacun de nous a pu constater.

Comme curatif ou corroborant, dans la chlorose, la chloro-anémie, et la convalescence des maladies qui ont duré longtemps et, partant, affaibli leur sujet, je le donne à la dose de 0,20 à 0,30 centigrammes par jour dans la première cuillerée de potage.

Comme laxatif, à la dose de 0,30, 0,40, 0,50 ou même 0,60 centigrammes, selon l'effet que l'on veut obtenir. Je donne les mêmes doses que le Dr Girard.

OBSERVATION IX

Chlorose bénigne. — Dysménorrhée. — Hystéralgic. — Dyspepsie. — Gastralgie. — Protoxalate de fer. — Guérison prompte.

Mlle X..., âgée de 18 ans, grande, bien faite, d'un tempérament délicat et nervoso-sanguin, d'une constitution arthritique, souffre depuis quatre ou cinq mois de palpitations, d'étouffements, de douleurs à la tête et de légers vertiges.

Les digestions sont douloureuses et difficiles, l'appétit irrégulier et diminué; la circulation intestinale se fait mal; elle a, avec du ballonnement du ventre, des alternatives de dévoiement et de constipation; les règles, qui jusque-là étaient venues régulièrement tous les mois, apparaissent tous les huit ou dix jours, et le sang est pâle et décoloré. Depuis un mois l'irritabilité nerveuse est devenue si grande que la plus légère observation de sa mère la fait pleurer. Elle a à un haut degré cette constriction ascendante bien connue qui, partant du creux épigastrique, vient la serrer à la gorge; l'ovaire gauche est douloureux et les mouvements réflexes de l'épiglotte et de la conjonctive sont abolis. A l'examen, M*** X... présente une pâleur dermique manifeste, une décoloration marquée de la conjonctive et des lèvres ; en un mot, le *facies* spécial des chlorotiques, qui est si facile à reconnaître.

La menstruation se fait irrégulièrement, ainsi que je l'ai dit, et avec difficulté ; la jeune malade n'est pas en proie à des appétits bizarres, mais elle recherche particulièrement le vinaigre.

A l'auscultation, je trouve un bruit de souffle au premier temps, à la base, se propageant dans les carotides, et un pouls petit, faible et mou, battant 80 fois par minute.

J'ai appris qu'un mariage manqué avec un jeune ingénieur civil, son cousin, qu'elle aimait beaucoup, lui avait causé de vifs et profonds chagrins, qui ne sont probablement pas étrangers à l'état actuel de langueur où se trouve cette jeune fille.

Le traitement que je prescrivis fut des plus simples : je fis supprimer tous les mets délicats, sucrés ou excitants qu'elle prenait habituellement pour se donner des forces ; je lui ordonnai de manger très-peu de viande, des légumes, du laitage sous toutes les formes et de boire de la bière aux repas, et pour médicament préalable une potion de *fève de Calabar*, et, huit jours après, 0,30 centigrammes de *protoxalate de fer* tous les matins, dans la première cuillerée de chocolat au lait.

Aujourd'hui, 25 mai 1873, après quinze jours seulement de ce dernier médicament, les douleurs de tête ont disparu, la sensibilité ovarienne est bien émoussée, les fonctions du ventre se font normalement et les forces du corps sont remarquablement accrues; de belles et vives couleurs sont revenues au visage en même temps que les bruits des vaisseaux ont disparu; enfin la gaieté a succédé à la tristesse et aux envies de pleurer. Tout en la considérant comme guérie, je l'engageai à continuer encore une quinzaine de jours son traitement ferrugineux.

OBSERVATION X

Chlorose vraie. — Aménorrhée. — Protoxalate de fer. Guérison.

Mlle L..., âgée de 16 ans, née dans le département de Seine-et-Marne, demeurant rue Bouchardon, à Paris, d'un tempérament nervososanguin, d'une constitution scrofuleuse, a été

réglée pour la première fois à quatorze ans,
et trois mois après , sans causes connues, les
menstrues ont cessé pour ne plus reparaître
jusqu'à aujourd'hui, malgré les soins de plusieurs médecins et des traitements plus ou
moins variés.

Je la vois le 25 mars 1873 pour la première
fois; il y a donc deux années consécutives que
M{^{lle}} L.... est aménorrhéique et que tous les
symptômes de la chlorose sont si manifestes
que pas un des sept médecins qui l'ont vue ne
s'est trompé sur son compte. Aussi n'ai-je pas
besoin de décrire ici la maladie, dont le diagnostic ne peut être douteux pour personne.
Comme jusque-là elle a été traitée par les vian-
des rôties et le fer sous toutes les formes sans
aucun résultat, j'ai dû abandonner ce médicament et avoir recours à l'*arsenic*, en raison des
palpitations et de l'oppression, qui étaient très-
fortes chez cette jeune fille.

20 *mars.* —Pendant cinq jours, ce médicament a été pris sans effet notable. A cause de
l'analgésie très prononcée de l'épiglotte, je prescrivis le *cuivre.*

8 *avril.* — Effet nul. Je fis alterner la *fève de
Calabar* avec le *carbonate neutre de potasse.*

28 avril. — Échec complet. La mère, qui m'a amené la malade sans le consentement de son mari, et même à son insu, commence à perdre confiance. Je prescris la *pulsatille* et le *lycopode,* en les faisant alterner; j'ajoute, en outre, du miel à chaque repas.

23 avril. — L'état est le même. Je reviens moi-même au fer; je prescris 0,35 centigrammes d'*iodure de fer* dans 250 grammes d'eau distillée, à prendre par cuillerée toutes les deux heures.

30 avril. — Il n'y a pas de changement. La mère de la jeune fille, industrielle aisée, ne se gêne pas pour me dire qu'elle croit que ma médecine ne vaut pas mieux que celle des autres, et que son mari pourrait bien avoir raison en la disant tout à fait dénuée d'action. Je lui fais remarquer que son enfant est malade depuis deux ans, que, par conséquent, tout son sang étant déferré et déglobulé, il faut un certain temps pour le remettre en état. « La thérapeutique de la chlorose, ai-je ajouté, voyant que cette femme n'avait plus confiance, offre un large cadre de moyens dont le médecin, avec le temps, dispose avantageusement. Or, lui dis-je en terminant, tous mes moyens ne sont pas épuisés. »

J'avais confiance en l'iodure de fer; j'en doublai la dose et donnai en outre la *ciguë* (cinq gouttes de teinture mère dans 250 grammes d'eau distillée), en alternant ces deux potions.

6 *mai*. — En voyant entrer ces deux femmes dans mon cabinet, je compris bien vite que l'effet attendu de l'iodure de fer n'avait pas eu lieu. Cependant j'étais sûr de mon diagnostic : ce n'était point une hydrémie, dans laquelle le fer ne joue qu'un rôle subordonné, c'était bien une oligo-cythémie pure, qui devait guérir par le fer. Mais à l'instant l'idée me vint que l'iodure de fer pouvait être préparé depuis longtemps et avoir perdu une partie de ses propriétés, ou mieux encore que la dose prescrite était insuffisante. J'allai au-devant de mes clientes, et, sans les laisser parler, je leur annonçai que l'on avait découvert depuis peu un nouveau médicament qui faisait merveille dans la maladie pour laquelle on m'avait consulté. Je prescrivis le *protoxalate de fer* à la dose de 0,20 centigrammes, matin et soir, dans la première cuillerée de potage.

12 *mai*. — La mère et la fille reviennent pleines d'espoir. La jeune fille se sentait généralement mieux ; prescription *ibidem*.

19 *mai*. — Le mieux est tellement sensible

que les parents et les voisins s'en aperçoivent.
Ut supra.

24 mai. — Les règles, bien que peu abondantes, se sont montrées et ont duré trois jours.
Il y a une amélioration progressive. J'augmente
la dose du fer de 0,05 centigrammes matin et
soir, ce qui fait 0,50 centigrammes de *protoxalate
de fer* par jour.

16 juin. — Cette jeune fille n'est plus recon-
naissable, tant son état s'est amélioré. Je n'ai
jamais vu une pareille transformation. Au début elle avait la peau sèche et d'un jaune ver-
dâtre, d'une pâleur blême ; elle était d'une tristesse sombre et avait une lassitude générale, ne
parlant plus, ayant presque toujours envie de
pleurer ; ses joues étaient creuses, les yeux sans
expression et enfoncés dans leurs orbites, le nez
pointu, les lèvres blanches, décolorées, les dents
jaune sale, les paupières inférieures boursou-
flées. Aujourd'hui sa peau est fine et blanche
rosée, ses joues sont roses, ses yeux sont vifs et
brillants ; elle est extrêmement gaie. Quant à
ses forces, elles ont décuplé. Le rétablissement
est complet et la guérison a été obtenue en
quelques semaines, avec quelques grammes du
sel de *fer Girard.*

OBSERVATION XI

Chlorose vraie. — Aménorrhée absolue. — Trois
récidives. — Protoxalate de fer. — Guérison.

Mlle X..., âgée de 18 ans, d'un tempérament
lymphatico-nerveux, d'une faible constitution,
a eu, à neuf mois, une paralysie infantile in-
curable qui s'est accompagnée de dégénéres-
cence graisseuse et d'atrophie des muscles du
côté droit, frappés de mort à leur origine par
la destruction des cellules cérébro-spinales. Elle
a eu, en outre, à cinq ans, une attaque de
rachitisme qui, en déformant la colonne laté-
ralement, a amené une scoliose vraie. A 14 ans,
elle a eu une attaque de chlorose qui a été
combattue pendant six mois par du fer réduit par l'hydrogène. A 15 ans, c'est-à-dire environ six mois après, le teint de la face rede-
venant pâle jaunâtre, on dut la remettre aux
ferrugineux, qui furent mal supportés par l'estomac.

A la suite d'une station au bord de la mer,
elle finit cependant par guérir et par reprendre
ses couleurs blanc rosé.

Au mois de février de cette année, sans causes
connues, Mlle X... est de nouveau reprise de

pâles couleurs. C'est alors que la mère se décide à venir réclamer mes soins.

Je constate que cette malade, qui a 18 ans, n'est pas encore nubile, qu'elle a des bruits de souffle dans les carotides, l'anesthésie des conjonctives, le teint d'une couleur cadavérique, les lèvres blanches et décolorées, les traits tirés, les yeux éteints, le moral affaissé, les digestions très-laborieuses, qu'elle est irascible, et d'une excessive irritabilité qui la porte à pleurer des heures entières.

Traitement. — *Protoxalate de fer* 0,20 centigrammes; faire quinze paquets semblables.

J'ordonnai qu'elle en prît un tous les matins dans la première cuillerée de chocolat au lait.

Ce traitement fut continué invariablement pendant quinze jours, et déjà les forces étaient revenues, ainsi qu'une légère coloration des joues.

Quinze jours plus tard, Mlle X... était complétement guérie de sa troisième récidive, mais elle est toujours aménorrhéique, probablement par l'absence du développement des ovaires.

Sa mère a constaté avec plaisir que ce traitement, qui n'avait duré que vingt jours, avait été le mieux supporté par la malade, tout en ayant un résultat bien autrement rapide.

5

OBSERVATION XII

Chlorose vraie. — Anesthésie et analgésie. — Névralgie intercostale gauche. — Dyspepsie. — Stérilité.—
Aménorrhée. — Protoxalate de fer. — Guérison.

Mme X..., commerçante aisée, rue Saint-An-
toine, âgée de 28 ans, le tempérament nervoso-
bilieux, de constitution lymphatico-arthritique,
issue d'un père goutteux et d'une mère scrofuleuse, n'ayant jamais eu qu'une légère fièvre
typhoïde à l'âge de 15 ans, est venue me con-
sulter, le 17 juillet 1873, pour une affection
considérée par plusieurs médecins comme en-
gorgement douloureux du foie, pour lequel on
l'avait traitée sans résultat pendant six ans.
Voici les commémoratifs de sa maladie.

La menstruation ne s'est établie chez elle
qu'à l'âge de 13 ans. Cette fonction avait été
précédée pendant dix-huit mois de malaise, de
céphalalgies, de douleurs dans les lombes et de
leucorrhée glaireuse très-abondante.

Plusieurs fois depuis cette époque, les règles
se sont supprimées et ont reparu, mais peu
abondamment, et toujours avec difficulté et
douleurs. Elle s'est mariée à l'âge de 20 ans,

et deux ans après elle mettait au monde une petite fille qui est morte de méningite à l'âge de 2 ans et demi. Depuis ce moment les règles ont été très-irrégulières, très-pâles et peu abondantes ; elles coulent un jour ou deux en laissant une tache rosée sur le linge. Vers la même époque, une douleur vive s'est fait sentir dans la région hypocondriaque droite, et n'a cédé à aucun des nombreux traitements qu'elle a suivis. C'est pour cette douleur qu'elle vient réclamer mes soins. A l'examen, je trouve que la douleur de l'hypocondre droit revient par intervalles irréguliers dans trois points différents (le dorsal, le latéral et le sternal) et sous forme d'élancements aigus ; que le foie n'est pas plus développé qu'il ne doit l'être, et que par conséquent c'est une névralgie intercostale classique ; on n'observe dans cette région ni gonflement ni tumeur, ni maladie du foie d'aucune autre espèce.

Mᵐᵉ X... présente après ses repas des troubles dyspepsiques, consistant en renvois acides, en pesanteur épigastrique ; il y a alternative de diarrhée et de constipation. Elle se plaint d'être essoufflée dès qu'elle monte un escalier ou qu'elle marche vite. Le pouls est accéléré (88), petit, dicrote ; et si les idées des Italiens avaient cours en France, on pourrait dire que cette chlorose est une subartérite. Le cœur n'est pas augmenté de volume, mais il donne à sa base un fort bruit de souffle au premier temps, vers la naissance de l'aorte.

Les veines des poignets sont gonflées, saillantes, avec une teinte bleu pâle, indiquant bien l'appauvrissement de la partie solide du sang. Dans la rotation de la tête à gauche, on entend le long des vaisseaux carotidiens un bruit de diable, et en y appliquant les doigts on perçoit le frémissement cataire.

La malade est blonde et a une peau très-fine et peu pigmentée. Les muqueuses oculaires et buccales sont pâles et décolorées. La pointe d'une épingle légèrement enfoncée dans ces régions habituellement si sensibles détermine peu de douleur; il en est de même d'une partie de la surface cutanée, le côté gauche surtout, où je constate une anesthésie presque complète.

L'insensibilité des organes génitaux, du constricteur du vagin en particulier, est tellement prononcée que, depuis environ deux ans, les rapports conjugaux ne font naître aucune sensation.

La fonction menstruelle a lieu, mais elle dure dix à douze jours, et se traduit par quelques gouttes de sang seulement. Les ovules n'étant point mûres, l'hémorrhagie est insignifiante.

Les urines sont ce qu'elles doivent être chez une femme qui a peu de sang, c'est-à-dire qu'elles sont limpides et peu denses, faute d'urée et de matière colorante; l'oxygène manquant, la désassimilation se fait mal.

Ma première préoccupation, en commençant le traitement, fut de chercher à remplir l'indication causale. Je n'avais pas à m'occuper des aliments corroborants ni des moyens hygiéniques, car la malade est dans une position de fortune qui ne lui laisse rien à désirer; je n'ai eu à m'occuper que des moyens médicaux, que j'ai prescrits ainsi :

Protoxalate de fer, 0,20 centigrammes deux fois par jour dans la première cuillerée de potage. *Bryone* 5 gouttes, *Aq. still.* 250 grammes, M. à prendre par cuillerée toutes les quatre heures.

23 juillet. — L'amélioration est peu prononcée; le sommeil est calme et la douleur intercostale moins forte. *Ut supra.*

30 juillet. — Mieux sensible. *Ut supra.*

2 août. — Le mieux se continue, sauf un peu de dyspepsie. *Ignatia amara* 10 gouttes, et *protoxalate de fer* 0,20 centigrammes.

6 août. — *Ut supra.*

8 août. — *Protoxalate de fer* seul.

13 août. — *Protoxalate de fer* 0,30 centigrammes, soir et matin.

19 août. — *Id.*

22 août. — *Id.* Une seule dose par jour pendant quelque temps.

Mme X... est parfaitement guérie.

Réflexion. — Cette dame était affectée d'une chlorose vraie avec toutes ses altérations pathologiques ; le traitement au moyen du sel de fer Girard, pendant cinq ou six semaines, a suffi pour la guérir d'une affection datant de cinq ou six ans, et empêcher la cachexie de produire ses désordres.

———

Contributions à l'histoire thérapeutique du protoxalate de fer, par le Dr Delaplanche, lauréat des Ecoles de médecine de Paris et de Clermont-Ferrand.

I

J'ai traité douze malades à l'aide du *protoxalate de fer*; j'ai été heureux, et mes malades encore plus, du bon résultat qui a été la suite de cette médication.

Pour être précis et éviter toute confusion, je divise en trois catégories les douze malades dont je viens de parler, afin de signaler les variantes de chaque groupe.

Première catégorie.

Quatre femmes de 20 à 30 ans, dont une fille et trois mariées. Chez ces quatre malades il y avait défaut d'appétit, flatuosité et battements du cœur après la moindre fatigue; écoulement blanc; le visage était légèrement chlorotique. Après l'usage d'un seul flacon de ce sel de fer, tout malaise avait disparu et le teint s'était coloré. Cependant il faut remarquer que deux de ces quatre malades ont dû avoir recours à un second flacon, qui a conjuré le reste de la maladie, excepté une légère constipation chez une d'elles : cette femme est couturière et, pour cela, obligée à une vie sédentaire. La dose du *protoxalate de fer* ayant été augmentée, la liberté du ventre a repris son allure normale.

Deuxième catégorie.

Mêmes symptômes que dans la première catégorie, mais plus fortement accentués; même traitement, même succès.

L'une des quatre malades appartenant à cette catgéorie pouvait à peine digérer un léger potage. Après l'usage de deux flacons, elle mangeait du gros lard sans en être incommodée. Cette heureuse modification n'a pas besoin de commentaire.

Troisième catégorie.

Quatre malades âgées de 14 à 18 ans, placées dans des conditions hygiéniques très-défavorables : habitations humides et mal aérées; mauvaise alimentation. — Anémie profonde; face fortement chlorotique; pâleur des lèvres et des conjonctives oculaires. Aucune de ces malades n'est réglée. — Administration du *protoxalate de fer* Girard.

Au bout de quelque temps j'eus l'occasion de revoir une de ces malades, âgée de 18 ans : les menstrues avaient reparu. Elle s'est présentée avec un air souriant; ce n'était plus la même personne, et son extérieur portait le cachet d'un retour à une bonne santé.

Paris, imp. Jouaust, rue Saint-Honoré, 338.

9 782019 263003